EMPLOI RATIONNEL

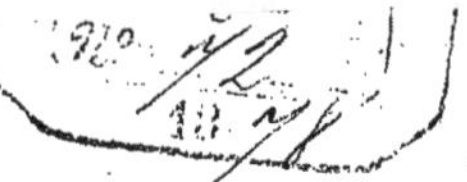

DES EAUX

DE

CONTREXÉVILLE

SUIVI

D'UN TABLEAU ALIMENTAIRE SELON LES TEMPÉRAMENTS

PAR

M. LE DOCTEUR TAMIN-DESPALLES

Médecin-Consultant à Contrexéville.

PARIS

V. ADRIEN DELAHAYE ET Cⁱᵉ, LIBRAIRES-ÉDITEURS

23, Place de l'Ecole-de-Médecine, 23.

EMPLOI RATIONNEL

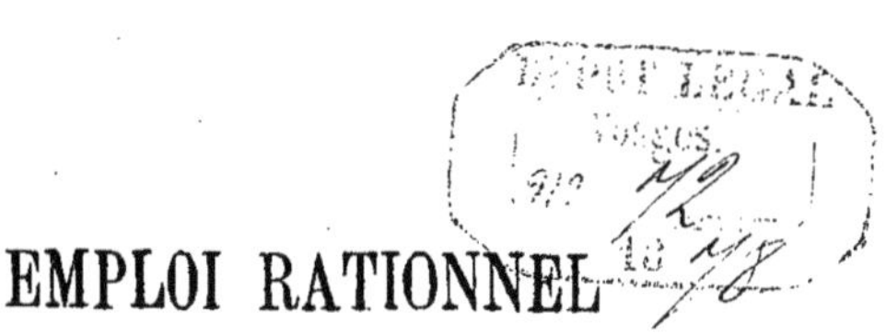

DES EAUX

DE

CONTREXÉVILLE

SUIVI

D'UN TABLEAU ALIMENTAIRE SELON LES TEMPÉRAMENTS

PAR

M. LE DOCTEUR TAMIN-DESPALLES

Médecin-Consultant à Contrexéville.

PARIS

V. ADRIEN DELAHAYE ET Cie, LIBRAIRES-ÉDITEURS

23, Place de l'Ecole-de-Médecine, 23.

EMPLOI RATIONNEL
DES EAUX
DE
CONTREXÉVILLE

Les travaux excessifs, la bonne chère, les excès de tout genre, les veilles, les affections morales, les soucis, les surexcitations cérébro-nerveuses et intellectuelles, la vie sédentaire entretiennent une production considérable de produits intermédiaires insuffisamment comburés ou transformés et prédisposent singulièrement aux congestions, aux engorgements des viscères et à tous les désordres qui résultent de leur présence dans le sang. — Les tissus perdent alors leur contractilité, leurs propriétés physico-vitales ; les sucs digestifs finissent par être altérés dans leur composition chimique, de telle sorte que, peu à peu, à la suite de dyspepsies plus ou moins prolongées, l'organisme peut présenter tous les caractères de l'anémie en même temps que ceux de la goutte, de la gravelle, etc.

La plupart des maladies chroniques sont produites ou entretenues par l'anémie.

J'ajoute que presque toutes les maladies chroniques présentent, comme symptôme dominant, les diverses dyspepsies ou vices dans la digestion, et par suite dans la réparation nutritive.

Les dyspepsies elles-mêmes favorisent une tendance plus ou moins acide des sécrétions.

A l'acidité énergique correspondent la gravelle urique, la goutte tonique, et toutes les nombreuses maladies caractérisées par la présence d'un excès d'acide urique dans le sang. A la neutralité ou à l'alcalinité se rattachent la gravelle phosphatique ou blanche, la goutte atonique, le rhumatisme goutteux, la gravelle biliaire, et en général toutes les maladies dans lesquelles dominent l'anémie ou la chloro-anémie, c'est-à-dire non-seulement quand le globule sanguin manque de fer, mais quand la dénutrition et la déphospha-tisation des tissus ne sont pas contre-balancés par la réparation alimentaire, et dans lesquelles la contractilité locale et la puissance nerveuse générale, sont considéra-blement amoindries.

L'alcalinité *persistante* des urines indique tantôt une lésion grave des reins ou de la vessie, tantôt un trouble profond de l'innervation, tantôt une extrême délibilité organique.

L'acidité de la salive est une indication précieuse de la prédisposition au diabète et il est extrêmement important, par conséquent, de ne jamais négliger d'examiner sa réaction !

Le traitement des divers états morbides observés doit varier suivant les causes qui les produisent, et les malades courraient un véritable danger, s'ils étaient l'objet d'une méprise ou d'un examen trop superficiel de la part de leur médecin.

Un graveleux se présente, il a des éblouissements, — son teint coloré impose à l'observateur — on le met au régime des goutteux ou graveleux pléthoriques, en même temps qu'à l'usage des eaux alcalines de Vichy, Ems, Carlsbad, Vals, Royat, etc., alors que son état se confondait avec une anémie latente ! Ce fait n'est pas rare. Les consé-quences d'une pareille erreur de diagnostic peuvent être sérieuses, on le conçoit.

L'urine contient du sucre et, sur ce premier examen, le médecin diagnostique le diabète essentiel. S'il eut différé son jugement, des symptômes de goutte lui auraient démon-tré que ce diabète n'était probablement qu'*intermittent* ou *alternatif*, c'est-à-dire infiniment moins grave.

L'engorgement de l'appareil biliaire fait souvent négliger l'examen de la rate.

Pourtant combien de fois, une hypertrophie méconnue de la rate, tenait-elle sous sa dépendance l'engorgement du foie ?

Le grand péril en médecine est de prendre l'*effet pour la cause*, et par suite d'appliquer sans résultat le traitement qui semble le plus rationnel.

Que de fois, la véritable cause de la fréquence des calculs biliaires et des coliques hépatiques a-t-elle été inconnue, parce qu'on oubliait la relation intime qui existe entre le cerveau et les nerfs, centres de production de la cholestérine (base des calculs biliaires) et le foie, chargé de l'éliminer sous forme de stercorine.

La suractivité cérébro-nerveuse provoque, en effet, une surabondance de cholestérine. Si le foie ne l'élimine pas assez rapidement, des concrétions biliaires se forment progressivement. Aussi, les accès de colique hépatique, chez les sujets prédisposés, s'observent-ils presque toujours après de grandes perturbations intellectuelles nerveuses ou morales.

Souvent les coliques néphrétiques se produisent dans les mêmes circonstances.

Les erreurs de diagnostic pourraient donc avoir pour les malades les plus dangereuses conséquences, si, *au lieu de veiller aussi sur les centres cérébro-nerveux, on s'occupait exclusivement du foie.*

L'anémie, beaucoup plus souvent que la pléthore, cause, complique ou entretient la gravelle biliaire, la gravelle blanche et le rhumatisme goutteux. L'usage des doses fractionnées d'eau minérale doit être en ce cas, impérieusement conseillé et scrupuleusement observé.

Avant d'autoriser un malade à prendre les eaux, il faut rechercher soigneusement la *cause vraie* des symptômes observés, *tenir grand compte du tempérament*, de la *tolérance digestive*, voire même des répugnances du malade, des irritations intestinales, de l'état général et *principalement des lésions organiques du cœur ou des gros vaisseaux*, des poumons, de l'intestin, du foie et du cerveau, en un mot s'abstenir ou tout au moins donner prudemment les eaux, jusqu'à la certitude qu'il n'y a pas *lésion organique,* car, dans cette situation, surtout avec *fièvre lente,* les eaux minérales sont *absolument contre-indiquées.*

La promptitude avec laquelle un médecin éleverait les doses, dans de semblables conditions, risquerait de compromettre, à plus ou moins bref délai et même subitement, l'existence des malades et la réputation des eaux.

Beaucoup de buveurs ont le tort de boire sans préalablement se faire examiner par le médecin. Cependant, dans l'intervalle des saisons, une lésion organique a pu se produire et obliger soit à l'abstention complète, soit à des précautions dont il est impossible au malade d'apprécier lui-même, avant ou pendant sa saison, toute la variété et l'étendue.

Les eaux minérales ne sont pas comme la lance d'Achille. Elles ne guérissent pas toujours les blessures qu'elles font.

Il est bien de prendre les eaux avec prudence ; mais *empêcher de les prendre,* lorsque, au lieu de guérir, elles font courir des risques sérieux, est encore, à mon sens, beaucoup mieux.

Dans les maladies caractérisées par la prédominance des acides dans l'économie, la goutte, la gravelle et les variétés d'affections des voies génito-urinaires, qu'elles tiennent sous leur dépendance, le but de la médication est de tempérer cet excès d'acidité, mais on court le danger de lui substituer l'état contraire : *l'alcalinité ; de produire la pierre en favorisant la précipitation des sels solubles seulement dans un milieu acide, et de débiliter l'organisme en déglobulisant le sang.* — Les eaux bicarbonatées solidiques de Vichy, Ems, Carlsbad, Vals, etc., exposent à ce grave danger, tandis que les effets déprimants de celles de Contrexéville se pondèrent d'eux-mêmes, grâce à la présence du fer (1) et des sels reconstituants, bicarbonates, bisulfates et fluorure de chaux (2).

---

(1) La pétite pro ortion de substances arsenicales contenus dans l'Eau de Contrexéville, corrige les dispositions à l'herpétisme ou *vice dartreux,* qui complique fréquemment l'arthritisme ou la diathèse goutteuse.

(2) Voir mon mémoire à l'Académie des sciences, octobre 1874.

Sous l'influence de l'Eau de Contrexéville, les sécrétions urinaires ne deviennent jamais alcalines à l'excès.

Elle modifie le tempérament acide sans produire l'anémie, cette redoutable conséquence des eaux alcalines proprement dites, dont les épaves vivantes viennent à Contrexéville demander une double guérison : celle des eaux alcalines fortement bicarbonatées sodiques et celle de leur maladie primitive. Heureux, lorsqu'il en est encore temps !

IVRESSE HYDRO-MINÉRALE.

Peu après le commencement de leur cure, la plupart des malades de l'un et l'autre sexe qui boivent sans direction médicale sérieuse, éprouve une certaine agitation nerveuse, assez analogue à ce que les auteurs appellent : *fièvre thermale.*

Une grande lourdeur de tête, la perte de la mémoire, des vertiges, la faiblesse des membres inférieurs, des étourdissements, accompagnent cet état d'éréthisme nerveux et cette excitation, que les eaux de Contrexéville sont loin d'avoir la réputation de produire.

Si, dans quelques circonstances, le médecin n'intervient pas pour faire cesser cette *ivrognerie aquatique* et proportionner la quantité d'eau à la tolérance spéciale du buveur, les accidents que j'indique peuvent prendre un caractère grave et simuler un véritable *delirium tremens.*

J'ai observé que les phénomènes cérébro-nerveux dus à l'ingestion imprudente des eaux présentaient une fréquence et une intensité d'autant plus grandes que la peau fonctionnait moins bien, et que l'atmosphère était plus froide et plus humide. En ce cas, l'élimination des liquides était à peu près exclusivement dévolue aux reins.

DOSES ET MODE D'EMPLOI.

A la page 319 de son volume intitulé : *Contrexéville*, le Docteur Baud écrit :

« Il y a deux parts à faire et à pondérer dans le traitement : la part, mécanique en quelque sorte, destinée à provoquer la descente des concrétions stationnaires dans les reins et dans les uréthères, et la part dynamico-vitale qui a pour mission de réhabiliter les débilités de l'organisme sans provoquer des excitations compromettantes, de parer aux atonies chroniques des organes urinaires et d'apaiser leurs irritations spasmodiques ou inflammatoires ; enfin, et surtout, de faire cesser les contractures soit spasmodiques, soit organiques, qui très-souvent créent sur quelque point du conduit uréthroprostatique des obstacles au passage des concrétions phosphatiques et, partant un risque permanent de formation de la pierre vésicale.

Les effets toniques de l'eau du Pavillon s'obtiennent surtout par des quantités modérées fréquemment répétées dans la journée.

Plus loin, page 321 :

« Dans tous ces cas, dans tous ceux du reste où *l'affaiblissement constitutionel et l'imperfection des actes digestifs sont prédominants, il y a avantage à seconder les effets toniques de la cure.* »

Cette recommandation du docteur Baud est applicable à 95 malades sur 100.

« *Même sous leurs apparences les plus énergiques, tous les goutteux ont plus ou moins de tendance à l'atonie des fonctions, et c'est de cette atonie que naissent les complications chroniques et irrégulières de la maladie, et c'est surtout à ce point de vue que les propriétés organodynamiques de l'eau de Contrexéville, assurent par-dessus tout à ses malades des sécurités d'avenir.* »

Or, c'est par les doses fractionnées et *seulement par les*

doses fractionnées que le médecin met en œuvre les propriétés organodynamiques et toniques de nos eaux.

En 1868, le docteur Baud indique 12 à 14 verres. En 1875, il descend à 8 verres. S'il avait eu le temps d'écrire un autre ouvrage, il aurait nettement formulé comme moi, l'inutilité, le danger même des pleines doses, et la nécessité des doses fractionnées.

Depuis quelques années les eaux de Contrexéville sont plus excitantes qu'autrefois, plus astringentes, plus agressives, comme disait le docteur Baud avant sa mort, mais aussi plus curatives.

Autrefois, à Vichy, les médecins ordonnaient de nombreux verres d'eau ; aujourd'hui, c'est par demi, tiers, quart de verre qu'ils procèdent, et avec succès.

Quand ils ne sont pas anémiés, les malades venant à Contrexéville ont un tempérament plus voisin du lymphatique, du bilieux-nerveux que du pléthorique. Pour un buveur franchement pléthorique on observe cent des autres.

Ma tendance est plutôt d'employer les eaux comme agents organo-dynamiques et chimiques que comme simples moyens mécaniques d'expulsion, moyens ordonnés au hasard, et sans avoir tenté si les doses fractionnées n'expulseraient pas mieux, tout en faisant bénéficier l'organisme entier des effets reconstituants qu'elles produisent. Ce fait m'est aujourd'hui pleinement démontré. Les phénomènes d'expulsion des sables, des graviers urinaires ou biliaires, des agrégats phosphatiques, sont plus certains à doses fractionnées.

Quelle nécessité, alors, de risquer les réactions hépatiques, stomacales, rénales, intestinales, sur la moëlle et le cerveau, l'atonie consécutive des reins et de la vessie, les dyspepsies, etc., en donnant jusqu'à 5 litres d'eau à des malades, *surtout à ceux ayant dépassé l'âge mûr ?*

Les pleines doses favorisent les embarras gastriques, et ces troubles gastriques réagissant à leur tour sur l'ensemble de l'organisation, déterminent les appels fluxionnaires uriques et goutteux sur le cerveau, le cœur, l'estomac, etc.

On ne doit donc jamais perdre de vue que la généralité des buveurs a surtout besoin d'effets toniques.

Après avoir constaté qu'aucune lésion organique ou prédisposition, qu'aucun trouble fonctionnel apparent ou latent ne s'opposent à l'administration ou à la continuation des eaux, je me contente de favoriser une diurèse et des évacuations modérées, de façon à ne fatiguer ni l'estomac, ni les reins, ni la vessie et sans chercher à atteindre les doses indigestes, ou à entretenir cet appétit boulimique capable de développer outre mesure l'ampleur de l'estomac. En un mot, je cherche à produire des effets utiles en attaquant le principe même des maladies par l'activité chimico-physique et dynamique spéciale des eaux de Contrexéville, plutôt que par la simple action mécanique et momentanée due aux grandes quantités ingérées.

L'imbibition des tissus, la saturation des acides deviennent plus certains par les doses fractionnées, car les résultats obtenus lentement provoquent moins de réaction et sont plus durables. L'opinion médicale prononcera bientôt que la pratique routinière et dangereuse du rinçage à grande eau des malades, a fait son temps.

Je me résume ainsi :

Doses modérées : dans la diathèse urique franche *(emploi de verres de 20 centilitres)*, 2 litres environ par jour.

Doses très-fractionnées : dans tous les cas où se retrouvent les signes apparents ou latents de l'anémie, du lymphatisme, de l'atonie organique et de la déchéance fonctionnelle *(emploi de verres de 10 centilitres)* 1 litre à 1 litre et demi par jour.

Douches et Bains : usage plus restreint et plus raisonné, surtout dans la goutte.

Bien entendu, *il est presque naïf de le répéter,* il faut établir le traitement en tenant compte de l'âge, du sexe, du tempérament, des antécédents, des habitudes, etc., des malades et de leur plus ou moins facile absorption et élimination des quantités d'eau prescrites, mais je ne dépasse guère deux litres par jour avant d'obtenir les seuls effets vraiment utiles à produire.

Cure à domicile : chaque deux mois, et souvent même chaque mois, je conseille de prendre dix bouteilles d'eau, afin de maintenir l'organisme sous l'influence minérale jusqu'à la prochaine saison.

En médecine, comme dans toute la série des phénomènes naturels, la réaction égale l'action. Plus un organe travaille, plus il a besoin de repos ; plus la suractivité imprimée est violente, plus longue sera la période de relâchement, suivant l'atonie fonctionnelle qui en résultera.

Le véritable praticien cherche donc invariablement à éviter les réactions inutiles.

L'administration des eaux de Contrexéville n'échappe pas à cette loi thérapeutique commune. L'ingestion d'une quantité d'eau considérable, 3 à 5 litres par jour, exige aussi une activité proportionnelle de l'ensemble de l'appareil urinaire et il n'est pas rare d'observer, après une telle saison hydrominérale, des coliques néphrétiques, des sables abondants, et chez les personnes prédisposées, l'incontinence ou la rétention d'urine. L'emploi inconsidéré des eaux a été suivi d'un ralentissement des fonctions, et ce ralentissement a permis aux sables de s'accumuler dans les réservoirs urinaires.

Sans être un prophète bien merveilleusement inspiré, je suis certain qu'avant quatre ans aucun buveur d'eau de Contrexéville n'avalera trois litres par jour, et que, progressivement ou non, aucun médecin n'osera les ordonner.

Si l'influence de l'eau minérale de Contrexéville s'exerce sur l'ensemble de toutes les fonctions, elle agit particulièrement à des degrés différents, selon les individus, sur le système nerveux, sur la circulation sanguine et le cœur, sur l'appareil digestif, sur l'appareil biliaire, sur l'appareil pulmonaire, la peau et sur les organes génito-urinaires.

Le mode d'action de cette eau est donc loin d'être aussi banale que semblent le croire certains médecins et certains buveurs.

L'usage des eaux de Contrexéville est beaucoup plus difficile qu'on ne le suppose généralement, et ceux qui, pour toute règle et tout guide de traitement, interrogeraient la capacité et la tolérance de leur estomac, commettraient une erreur aussi grande que s'ils se bornaient à juger les résultats de la cure, simplement sur l'urination ou la purgation. Sans doute, le médecin n'a pas à intervenir chaque jour, mais il doit exercer une surveillance attentive et dissiper les accidents aussitôt qu'ils menacent de se produire. Quel malade est capable de prévenir un embarras gastrique, de discerner lui-même quand il doit maintenir, augmenter, diminuer, cesser l'ingestion des eaux, *changer ou alterner les sources*, insister plus spécialement tantôt sur les douches froides, tantôt sur les douches chaudes, sur leur durée, tantôt sur les bains ?

En bonne règle, j'estime qu'un médecin doit voir son malade au moins tous les trois ou quatre jours, ne fut-ce que pour regarder sa langue.

De même que les tempéraments sont variables, de même que l'examen des urines fournit des indications différentes, de même le mode d'administration des eaux varie nécessairement selon les cas, si l'on veut obtenir des avantages sérieux et surtout durables.

Aucun détail n'est à négliger.

Pense-t-on que l'intervalle entre les verres aussi bien que les quantités d'eau ingérées soit absolument insignifiant ?

« On ne doit pas jouer avec l'eau de Contrexéville prise en boisson. Il faut bien se pénétrer de cette importante vérité, » dit l'un des plus anciens, des plus reconnaissants et des plus compétents buveurs de Contrexéville, le docteur Millet, de Tours.

Nous voyons tous les jours des goutteux, des anémiques, des graveleux ou des catarrheux, qui méconnaissant de sages avis, s'exposent de gaieté de cœur ou à des accidents qu'il eut été si simple d'empêcher, ou à venir perdre leur temps à Contrexéville sans avancer d'une seule ligne leur guérison.

Au point de vue de l'ensemble des causes, si Érasme a pu écrire à l'un de ses amis : *« J'ai la néphrétique, tu as la goutte, nous avons épousé les deux sœurs »*, il n'en est pas ainsi pour le traitement, tant s'en faut.

La commune mesure est impraticable et un médecin qui s'aviserait de dire : Tous les goutteux feront ceci, tous les

graveleux feront cela » provoquerait assurément une explo-
sion de fou rire autour de lui. Pourtant, certains discoureurs
n'agissent pas autrement. Sans se préoccuper des consé-
quences de leur ignorance ils cherchent à produire sur leurs
auditeurs naïfs dont ils ignorent la maladie et l'état organique, non pas des effets salutaires mais surtout de l'effet.

Souvent, malgré un examen répété des urines, cendres
et miroir du corps, malgré une exploration attentive des
organes et des fonctions, malgré les renseignements circons-
tanciés fournis par le malade et le confrère qui nous l'adresse
aux eaux, nous éprouvons quelquefois des difficultés sérieuses
à diriger une cure hydrominérale et le traitement adjuvant ;
je voudrais bien savoir sur quelle base reposent les opinions
de ces médecins marrons. Sur leur expérience, peut-être ?

On se paie facilement de mots, à défaut de raisons vala-
bles, surtout en France. L'abus et la routine deviennent vite,
chez nous, une loi inviolable.

Rinçage et lessivage, telles étaient les principales expres-
sions consacrées, pour indiquer le mode d'activité des eaux
de Contrexéville.

Le public n'en demande pas davantage et il vient se rincer
à fond, se lessiver, c'est-à-dire boire tant que l'estomac ne
refusera pas son service, sans s'inquiéter des réactions ulté-
rieures, sans se demander s'il est absolument nécessaire de
se laver comme un simple canon de fusil, de se doucher
froid ou chaud et de se baigner sans savoir pourquoi ni
comment.

MM. X. Y. Z. boivent telle quantité de verres, prennent
telle ou telle douche, je vais faire comme eux.

Le mouton de Panurge perce alors sous le buveur. Cela me
rappelle un vieux médecin qui pour abréger sa visite à l'hô-
pital, s'informait des lits, n°ˢ 5, 7 et 11, par exemple, et des
n°ˢ 4, 6 et 8, puis se tournant vers l'aide chargé de recevoir
les ordonnances dictait pompeusement : A tous les n°ˢ pairs,
vous donnerez 30 grammes d'huile de ricin ; à tous les n°ˢ
impairs, un gramme d'ipeca.

Dans l'intérêt des malades et des eaux, j'ai tenté de faire
justice de certains préjugés, de certains abus, de certaines

économies prélevées sur la santé. Suivra-t-on mes conseils ? Il est permis d'en douter, mais du moins, tout en prêchant dans le désert, j'aurai accompli un devoir professionnel.

Concluons :

En médecine, pour obtenir d'énergiques effets, on fractionne les doses, ainsi pour le calomel, la quinine, l'opium et la généralité des médicaments.

Le fractionnement d'une substance de même que celui des matières alimentaires, en assure la rapide absorption bien mieux que les quantités élevées prises à la fois.

L'emploi des eaux minérales reste subordonné aux mêmes règles.

Voyons celles de Contrexéville.

Elles contiennent, par litre, environ 3 grammes de sels divers, pour la plupart précieux agents thérapeutiques, sulfates, carbonates, fer, arsenic, fluorures, etc.

Deux litres renferment environ six grammes de substances minérales, éminemment reconstituantes, saturantes et toniques.

Dans les préparations pharmaceutiques ordinaires, on ferait entrer difficilement une telle proportion de matières salines.

L'eau, bue à pleins verres de un tiers de litre, étant très-promptement éliminée par les reins, l'intestin ou la peau, que devient la fameuse théorie du lessivage, puisque les principes minéraux ne séjournent pas dans les tissus et qu'ils sont entraînés par le torrent ?

La supériorité de l'eau de Contrexéville sur l'eau de la d'Huys, ou certaines eaux de puits, peut paraître alors très-contestable.

Au contraire, ingérée par petites quantités, l'eau, chargée de sels, reste plus longtemps dans le sang ; les phénomènes d'échange, de double décomposition et la saturation des acides libres, sont plus sûrement effectués dans la profondeur des capillaires généraux, puisque le contact et par suite l'imprégnation des tissus par les matières minérales charriées par le sang, dont il s'agit surtout de modifier la tendance acide, sont plus prolongées.

Quand cette eau, ou immédiatement, ou plusieurs heures, ou même la nuit seulement après l'ingestion, est ensuite expulsée par les voies naturelles, elle a produit son maximum d'effet ou dynamico-chimique ou mécanique ou reconstituant.

C'est alors que le sang est bien grammaticalement et physiologiquement lessivé, lavé et rincé.

Les symptômes locaux, apparents ou masqués, l'examen de la salive, la densité, la composition et les réactions des urines, les phénomènes occasionnés par les eaux sur l'ensemble de l'organisme ou sur tel ou tel appareil plus particulièrement, tels sont les seuls guides rationnels et scientifiques pour juger s'il convient de prolonger ou de suspendre la cure hydrominérale.

Les effets purgatifs ou *diurétiques*, je le répète, sont des données absolument insuffisantes, et si certains malades sont forcés de revenir presque chaque année aux sources, c'est qu'ils n'ont bénéficié que d'une partie des merveilleuses propriétés de nos eaux fluorées-carbonatées-calciques.

Les eaux ne me font pas d'effet, disent des buveurs. L'effet, suivant eux, serait d'uriner comme une fontaine ou d'être énergiquement purgé ?

Je regrette de détruire cette illusion, mais un malade peut uriner très peu ou ne pas être purgé du tout et cependant bénéficier au maximum des propriétés de l'eau.

Dissolvons dans de l'eau pure les mêmes sels que ceux contenus dans l'eau de Contrexéville, fabriquons ainsi une eau artificielle plus ou moins digestive, son mode d'action thérapeutique n'aura aucune analogie avec celui de l'eau minérale naturelle, dans laquelle les substances salines se trouvent dans un état moléculaire impossible à imiter.

A l'aide d'une eau artificielle rendue facile à digérer, il sera loisible de se rincer sans même venir à Contrexéville, mais le véritable but thérapeutique des eaux naturelles est plus élevé.

On ne fabrique pas plus une eau minérale artificielle analogue à une eau minérale naturelle qu'on ne serait capable de fabriquer une fibre de bois, à l'aide de toutes les substances qui la compose, ou un seul globule du sang en employant pourtant tous les matériaux de la digestion. Il y manque toujours le : *nescio quid divinum*.

Les eaux minérales ont, comme les animaux, comme les plantes, une sorte de vitalisme spécial dont les médecins doivent tenir compte et tirer parti.

Je repousse donc comme inutile, anti-scientifique, et parfois dangereuse, la théorie empirique et l'expression du lessivo-rinçage à outrance, et je reste convaincu par des centaines de résultats comparés avec soin, que la véritable voie au bout de laquelle les malades peuvent espérer leur guérison soutenue, c'est la méthode générale des doses fractionnées telle que je viens de l'établir. Les bases en sont irréfutables.

Nous devons adopter pour l'usage logique et vraiment utile des eaux minérales naturelles, les mêmes lois fondamentales déjà consacrées comme des axiômes hygiéniques ou thérapeutiques, relativement à la nécessité de diviser les substances médicamenteuses ou alimentaires pour en faciliter au minimum tout aussi bien qu'au maximum le mode particulier d'activité.

Je n'hésite pas à le déclarer hautement : l'eau de Contrexéville, les douches, les bains, le régime, tout le traitement hydrominéral enfin, suivi à tort et à travers, au hasard, ne procurera qu'un soulagement éphémère, il provoquera souvent des accidents pendant ou après la cure et guérira très-rarement.

J'espère que ceux de mes collègues de Contrexéville qui conserveraient des tendances à porter progressivement les doses au maximum, s'engageront avec moi, dans la voie des résultats comparés, et ne faisant pas de la routine une loi, ne tarderont pas à reconnaître qu'il est beaucoup plus rationnel de me suivre sur le terrain où je me place, soit dans l'intérêt des malades, soit dans celui de la réputation des eaux.

L'application de théories surannées ne résiste pas aux plus élémentaires réflexions scientifiques, si l'on veut bien se souvenir qu'il s'agit non d'une matière inerte mais d'un organisme vivant qui, même en absorbant simplement de l'eau, reste cependant soumis aux lois physiologiques et physico-chimiques des actions et des réactions.

Comme hygiène générale, aidant l'action curative des eaux, je recommande l'exercice *sous les arbres, les inhalations d'air suroxygéné*, la sobriété, le calme moral, et surtout d'éviter les surexcitations quelconques, par le travail ou le plaisir.

ALIMENTATION SELON LES TEMPÉRAMENTS

—

Tempérament pléthorique.

Goutte tonique. — Acide urique dans le sang. — Suracidité des urines. — Gravelle rouge. — Excès d'urates. — Pouls large, face colorée. — Conjonctives injectées. — Puissante musculature. — Réactions rapides et vives. — Congestions faciles.

Régime végétal. — Exercice. — Boissons aqueuses.

Tempérament bilieux, lymphatique-bilieux et bilieux-nerveux.

Rhumatisme goutteux. — Goutte atonique. — Gravelle phosphatique ou blanche. — Neutralité ou alcalinité des urines. — Engorgements du foie. — Gravelle biliaire. — Obstructions gastro-intestinales et constipation habituelle. Réactions lentes, mais complètes. — Pouls généralement lent. — Teinte ictérique plus ou moins accentuée des sclérotiques et de la peau.

Régime végéto-animal. — Pas de graisse ni d'aliments gras. — Jus de carotte. — Exercice au soleil. — Aliments phosphorés.

Tempérament lymphatique. — Anémie.

Face plus ou moins pâle ou, dans certains cas, rougeurs vives, en plaques, et, parfois même, teint un peu couperosé,

— Muqueuses décolorées ou boursouflées. — Tendance aux catarrhes. — Paupières délicates. — Pouls vif ou lent, mais dépressible. — Refroidissement habituel des pieds et des mains. — Réactions lentes et incomplètes. — Souvent, bruit de souffle au cœur et dans les artères. Tendance à la neutralité ou, dans certains cas, à l'alcalinité des urines.— Tendance à l'acidité ou à la neutralité de la salive.

Régime tonique. — Ferrugineux. — Viandes noires. — Poissons de mer. — Vins généraux et boissons légèrement stimulantes.

On me demande souvent le régime alimentaire à suivre, il m'a semblé utile d'en dresser un tableau.

Les malades ne doivent pas exagérer ces indications d'hygiène alimentaire. Elles ont simplement pour but de les mettre en garde contre un usage trop fréquent.

La lettre I signifie : aliment lourd à digérer, par conséquent, qu'il faut en manger très-peu, même en bonne santé.

(Lorsqu'il n'y a pas catarrhe des voies urinaires, les goutteux et les graveleux peuvent, sans inconvénient, manger des asperges.)

F. F. signifie une prohibition absolue.

ALIMENTS ET BOISSONS.

B. Ne conviennent pas au tempérament bilieux.
N. Ne conviennent pas au tempérament nerveux. } ou bilieux-nerveux.

G. Ne conviennent pas au tempérament sanguin.

F. Aliments ou boissons interdits aux goutteux et aux graveleux.

P. Aliments *phosphorés*.

A. Aliments *anti-anémiques*.

I. Aliments peu digestibles.

D. Aliments très-digestibles.

VIANDES.

Cheval	B.	Perdreau	A.
Bœuf	A.	Oie	I. B.
Porc, charcuterie	I. B.	Canard	I. B.
Mouton	A.	Veau	D
Dinde	A.	Pigeon	I. A.
Chevreau	D.	Lièvre	A.
Agneau	D.	Sarcelle	B.
Poulet	D.	Pâté de foie gras	I. B
Lapin	D.		

POISSONS. — CRUSTACÉS. — REPTILES.

Goujon	D.	Morue salée	I. F.
Sole	D.	Sardines à l'huile	I.
Limande	D.	Thon mariné	I.
Turbot	D.	Maquereau	D.
Merlan	D.	Harengs frais	D.
Carpe	D.	Harengs salés	I. F.
Morue fraîche	D.	Huîtres	D. A.
Brochet	D.	Ecrevisses	I. F.
Anchois	F.	Crevette	I. F.
Raie	D.	Homard	I. F.
Sardine fraîche	D.	Crabe	I. F.
Eperlans	A.	Langouste	I. F.
Saumon	B. I.	Moules	I. F.
Thon frais	A.	Escargots	I. A.
Gardon	I.	Tortues	A. P.
Anguille	B. I.		

DIVERS PRODUITS ANIMAUX.

Caviar	I. P.	Foie	B.
Lait de vache	B.	Boudin	B. I.
Lait d'ânesse	D.	Sang	A.
Lait de jument	A. A.	Fromages divers	D.
Lait de chèvre	D. D.	— de chèvre	D.
Laitances	B.	Œufs de poule, crus	
Nids d'hirondelles	I.	ou peu cuits	D. P. A.
Œufs de tortue	P. A. D.	Fromage blanc frais	D.
Cervelles	P. A. D.	— double crème	B.

PAINS — LÉGUMES, CÉRÉALES.

Pain blanc, très-cuit	D.	Concombre	F.
— de seigle	B.	Cresson	A.
Macaroni	B.	Salades diverses	F.
Pâtes d'Italie	D.	Choux	I.
Semoules	D. A.	Navets	D.
Klébiss	A. D. P.	Radis	I.
Riz	D.	Poireaux	D.
Gruau d'avoine	A.	Asperges	D.
Pommes de terre	D.	Oignons	I.
Tapioca	D.	Choucroute	I.
Salep-sagou	D.	Tomates	F. F.
Arrow-root	D.	Artichauts crus	F.
Haricots verts (frais)	D. P.	— cuits	D.
Pois	I.	Oseille	F. F.
Farine de lentilles	P. A.	Chicorée	D.
Salsifis	D.	Épinards	D.
Carottes	I.	Laitue cuite	D.

FRUITS CRUS.

Châtaignes	I.	Melons	I.
Noix	I.	Pommes	F.
Noisettes	I.	Figues fraîches	D.
Amandes vertes	D. P.	Poires	D.
Olives	I.	Fraises	D.
Groseilles	F.	Framboises	F.
Cerises aigres	F.	Citrons	F. F.
— douces	D.	Oranges	F.
Ananas	F. F.	Raisins	D.
Abricots	I.	Nèfles	F.
Prunes	I.	Sorbes	F.
Pêches	D.	Coings (crus)	F.

VÉGÉTAUX DIVERS.

Champignons	I.	Truffes	I.
Morilles	I.		

DIVERS.

Chocolat	B.	Sucreries	B.
Lard	B. I.	Vinaigre	F.
Beurre	B.	Beurre d'anchois	F.
Pâtisseries	B.		

BOISSONS.

Café	N.	Vins rouges du midi	
Thé................	N.	ou du Languedoc. (G.F.)A.	
Vins d'Espagne ou		Vins de Champagne	N.
similaires........	G. A.	Liqueurs..........	G.
Vins de Marsala	G. A.	Bière allemande....	A.
— de Porto	G. A.	— anglaise imp .	F.
Vins blancs de Bour-		Bière française (nou-	
gogne............(F.G.)A.		velle)	A.
Vins rouges de Bour-		Porter.............	A.
gogne............(F.G.)A.		Cidre.............	F.
Vins blancs de Bor-		Vins acides des en-	
deaux ou de la Gi-		virons de Paris...	F.
ronde	A.	Vins dits de Mâcon.	F.
Vins rouges	A.	Vins ordinaires des	
		restaurants.......	F.

PRÉPARATION DES ALIMENTS.

Grillage...........	D.	Sauces au beurre...	B. I.
Rôtissage	D.	Sauces à l'huile....	I. B.
Cuisson dans l'eau..	D.	Sauces au vinaigre .	F.
Sauces épicées......	F. I.		

D'une manière générale, les goutteux et les graveleux feront sagement de ne prendre que des fruits cuits et d'éviter les végétaux crus.

Un certain nombre de matières minérales sont d'utiles auxiliaires dans le régime alimentaire des goutteux et des graveleux de divers tempéraments.

Par exemple : le chlorure de sodium et le sulfate de soude sont les sels des bilieux ; les phosphates de potasse et de soude, des sanguins et des nerveux; les phosphates de chaux et de fer, les fluorures, des lymphatiques, des chlorotiques et des anémiques.

Il ne faut jamais oublier que toutes les manifestations de la goutte, des gravelles, des catarrhes, sont souvent l'expression *locale* d'un état *général* de l'économie, qui doit surtout appeler l'attention du praticien. *Sublata causa, tollitur effectus.*

TABLEAU DE LA DIGESTIBILITÉ COMPARATIVE
DE QUELQUES ALIMENTS.

Œufs frais, crus	Environ	1	heure	30	minutes.
— frits	—	3	—	30	—
— sur le plat	—	2	—	15	—
— pochés	—	3	—	15	—
Saumon bouilli	—	1	—	30	—
— grillé	—	2	—	—	—
Cervelles bouillies	—	1	—	15	—
— frites	—	1	—	30	—
Morue bouillie	—	2	—	—	—
Foie grillé	—	2	—	—	—
Oie rôtie	—	2	—	30	—
Bœuf bouilli	—	2	—	45	—
— rôti	—	3	—	—	—
— frit	—	4	—	—	—
Canard rôti	—	4	—	—	—
Porc rôti	—	5	—	15	—
Poulet en fricassée	—	2	—	45	—
— rôti	—	2	—	30	—
Riz bouilli	—	1	—	—	—
Sagou bouilli	—	1	—	45	—
Tapioca —	—	2	—	—	—
Pois —	—	2	—	30	—
Choux bouillis	—	4	—	—	—
Pommes de terre bouillies	—	3	—	30	—
— frites	—	2	—	45	—
Carottes bouillies	—	3	—	15	—
Maïs (pain)	—	3	—	15	—
Blé —	—	3	—	30	—
Orge —	—	2	—	15	—
Navets bouillis	—	3	—	30	—

(Extrait de l'ouvrage « *On Food*, » par le professeur H.
Letheby, délégué de la ville de Londres, pour les analyses
chimiques alimenlaires).

ANALYSE.

L'eau de Contrexéville reste sans action sur le papier de tournesol, l'acide carbonique y étant en faible proportion. Agitée avec le sirop de violettes,
elle le teinte légèrement en vert, indice d'une réaction alcaline très modérée.

Sa température invariable aux robinets d'écoulement est de 12 degrés
centigrades. Sa densité, autrefois de 1,0055 (1) (Baud, page 15) est
aujourd'hui de 1,0075 (*Source du Pavillon*).

La source du Prince renferme 3 grammes 380 de principes minéralisa-
teurs par litre ; la Souveraine : 2, 070 ; le Quai, 3,435.

Source du Pavillon.

			Litres
Principes volatils..	Acide carbonique libre......		0.023
	Azote avec un peu d'oxygène		indéterminé

			Grammes
	Sulfates anhy-dres.... ..	de chaux	1.176
		de magnésie..	0.167
		de soude......	0.140
	Bicarbonates.	de chaux	0.712
		de magnésie..	0.241
		de soude anhy-dre........	0.308
		de fer et de manganèse.	0.011
		de lithine et de strontiane .	0.005
Principes fixes....	Chlorures....	de sodium.... de potassium.. de magnésium	0.224
	Silicates.....	Silice........ Alumine......	0.123
	Fluorures.... Iodures ...... Bromures....	Alcalins ou ter-reux.......	0.005
	Phosphates de chaux ou d'a-lumine........ Matière organique azotée.... Principe arsénical......... Perte........		0.082
	Principes minéralisateurs....		3.194
	Eau pure........		996.806
	Grammes........		1000.000

(1) Il est probable qu'une erreur a été commise antérieurement, ou que la densité n'a pas
été prise immédiatement à la sortie des robinets, car l'analyse ne révèle pas un tel écart
dans la minéralisation.

CARTE

DES DIFFÉRENTES LIGNES COMMUNIQUANT A CONTREXÉVILLE

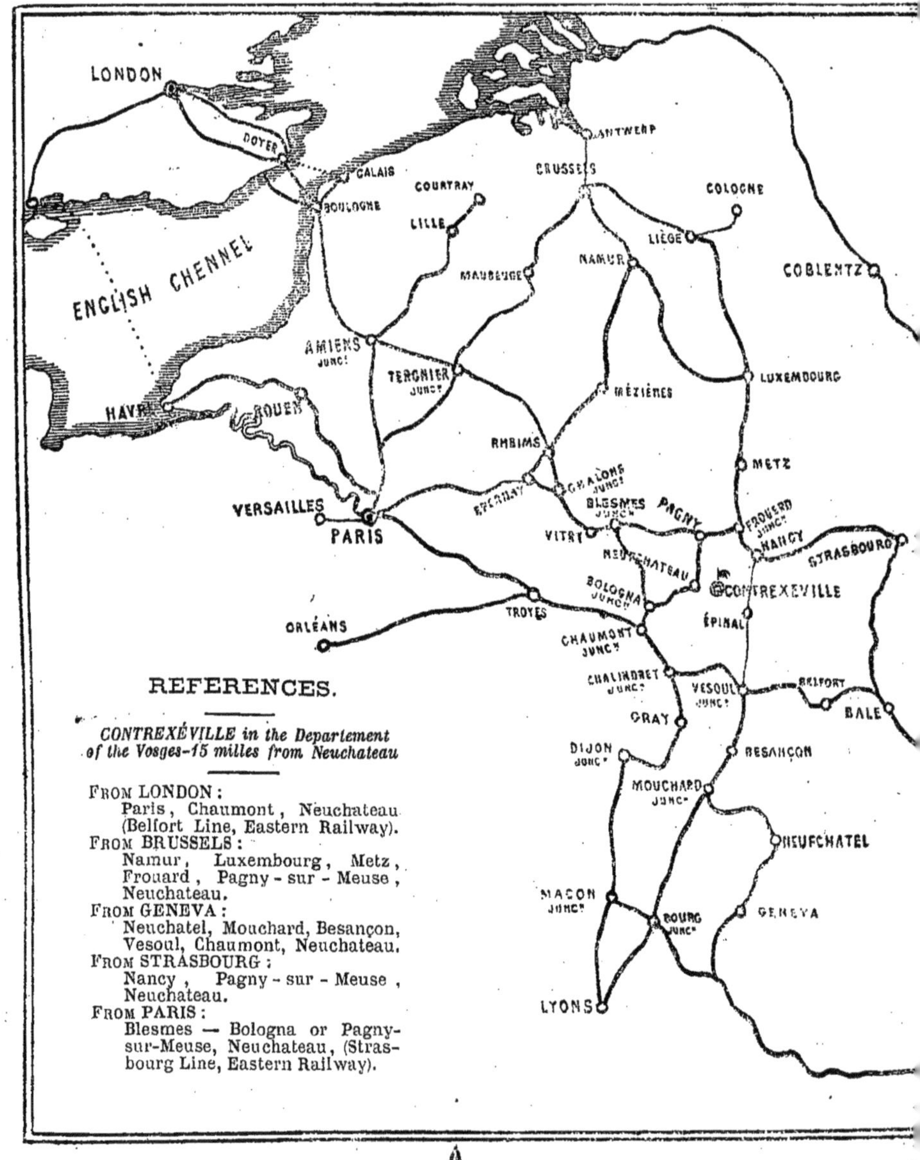

REFERENCES.

CONTREXÉVILLE in the Departement of the Vosges-15 milles from Neuchateau

FROM LONDON:
Paris, Chaumont, Neuchateau (Belfort Line, Eastern Railway).

FROM BRUSSELS:
Namur, Luxembourg, Metz, Frouard, Pagny - sur - Meuse, Neuchateau.

FROM GENEVA:
Neuchatel, Mouchard, Besançon, Vesoul, Chaumont, Neuchateau.

FROM STRASBOURG:
Nancy, Pagny - sur - Meuse, Neuchateau.

FROM PARIS:
Blesmes — Bologna or Pagny-sur-Meuse, Neuchateau, (Strasbourg Line, Eastern Railway).

9

9 782019 649500